AF503281

# A PROPOS

DE

# L'ÉPIDÉMIE RÉGNANTE

# A NANCY

## QUESTION D'HYGIÈNE MUNICIPALE

Par le Dr Ed. LALLEMENT

PROFESSEUR A LA FACULTÉ DE MÉDECINE

MEMBRE DU CONSEIL DÉPARTEMENTAL D'HYGIÈNE

ET DU CONSEIL MUNICIPAL

NANCY

IMPRIMERIE NANCÉIENNE, 1, RUE DE LA PÉPINIÈRE

1882

# A PROPOS

DE

# L'ÉPIDÉMIE RÉGNANTE

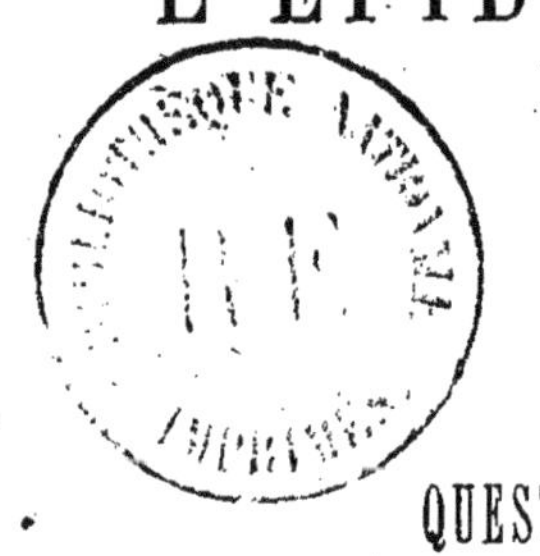

A NANCY

---

## QUESTION D'HYGIÈNE MUNICIPALE

*Caveant* CIVES !

Au sujet de l'épidémie de fièvre typhoïde qui règne en ce moment dans les 7e et 8e sections et dans une partie de la 6e, et dont on exagère singulièrement la gravité, il n'est peut-être pas inutile de donner à la population quelques notions sur les moyens de se mettre, autant que possible, à l'abri des atteintes de cette maladie, qui semble sévir à Nancy plus souvent qu'ailleurs. Depuis un certain nombre d'années, la ville a été dotée des moyens les plus rationnels d'assainissement, et les a mis à la portée de tous les habitants. Tous ces bienfaits resteront stériles si l'initiative privée ne se met pas en mesure de les utiliser, car, il faut le dire très nettement, c'est sur l'ignorance ou sur l'inertie du public que retombe en partie la responsabilité du développement de l'épidémie.

# I

## Notions sur les causes de la fièvre typhoïde.

La fièvre typhoïde est une de ces maladies que les médecins appellent *infectieuses*, c'est-à-dire causées par l'introduction dans le corps humain d'un agent qui l'infecte à la manière d'un poison, ou plutôt d'une sorte de ferment qui, se développant dans l'intimité des tissus du malade, y produirait un travail analogue à celui de la fermentation et se régénérerait de manière à pouvoir se transmettre à d'autres individus. Cet agent semble être quelque organisme inférieur comme celui des ferments ou des virus connus par tout le monde depuis les travaux de M. Pasteur. Mais, tandis que certains de ces microbes morbigènes ont pu être étudiés expérimentalement par notre illustre savant, parce qu'ils appartiennent aux animaux, comme le charbon, le choléra des poules, etc., d'autres, propres à l'espèce humaine et désignés sous le nom de *poisons morbides humains*, restent encore très peu connus et sont plutôt rationnellement que matériellement démontrés.

Le miasme typhoïde, en particulier, n'est pas inoculable comme les virus du charbon, de la variole, de la rage, il est seulement transmissible par diffusion, c'est-à-dire que, régénéré par l'individu affecté, il va plus ou moins loin contaminer les autres hommes par émanations, par l'intermédiaire de l'air ambiant, et par l'eau. Ce qui ajoute encore à la difficulté, c'est qu'il est certain que la fièvre typhoïde naît aussi spontanément chez l'homme sous l'influence de mauvaises conditions hygiéniques.

Ne parlons point de cette origine spontanée, indiscutable de la fièvre typhoïde, qui nous entraînerait bien loin, pour ne nous occuper que de la propagation aux individus sains du miasme une fois développé. Sa transmission sera d'autant plus facile, qu'il trouvera des conditions plus favorables à sa conservation ou à sa reproduction dans les matières animales en décomposition. Les émanations putrides des fosses d'aisances, des égouts, les infiltrations de ces cloaques dans les eaux des puits sont les véhicules ordinaires du poison. L'expérience de tous les jours démontre cependant que ces matières *seules* ne suffisent pas pour produire la fièvre typhoïde; beaucoup de gens, en effet, vivent dans de semblables milieux (fumiers, égouts, clos d'équarissage, etc.) sans en être atteints. Mais que le germe de celle-ci vienne, d'une façon ou d'une autre, à être importé, semé dans de tels milieux, la fièvre éclate alors et frappe un certain nombre d'individus, les malades, par leurs déjections, multipliant les germes nuisibles. Le miasme est vraisemblablement contenu dans les matières fécales, et peut-être aussi dans l'air expiré des fébricitants.

Il est admis que la diffusibilité du poison par l'atmosphère est très limitée comparativement à certains autres miasmes beaucoup plus infectieux, comme ceux de la peste et de la fièvre jaune, heureusement inconnus dans nos climats. Les conditions atmosphériques jouent aussi un très grand rôle dans la facilité de développement et de propagation du miasme; l'observation démontre que l'automne est la saison la plus favorable à son éclosion, que les étés peu chauds et humides, les hivers doux (c'est le cas de l'époque actuelle), ont une influence très marquée. Il y a là probablement une condition favorable à cette fermentation spéciale; on sait, en effet, qu'une température déterminée maintenue dans des limites très restreintes, est indispensable pour obtenir certains produits fermentés, comme la bière. Une grande chaleur sèche, un froid intense semblent, au contraire, arrêter le développement de la maladie.

Il ne faut pas croire que tout le monde doit être nécessairement frappé par la fièvre typhoïde, à beaucoup près. Il y a, en effet, des conditions très variables de receptivité. Les jeunes gens sont surtout prédisposés, bien qu'aucun âge n'en soit absolument à l'abri, si ce n'est la première enfance ; les sujets le plus facilement atteints sont les jeunes gens qui viennent de la campagne s'établir, domestiques ou soldats par exemple, dans les grandes villes, où ils se trouvent brusquement assaillis par un principe morbide presque en permanence. Les individus sains et vigoureux y sont peut-être plus aptes que les sujets débiles, mais les malades atteints d'affections chroniques sont réputés jouir d'une sorte de préservation.

Sans nul doute, une alimentation insuffisante, l'insalubrité et l'encombrement des habitations, les influences morales déprimantes, qui amènent ce qui a été si bien appelé la *misère physiologique*, sont des causes prédisposantes au premier chef, en favorisant l'absorption du poison et en empêchant l'organisme de lutter contre l'ennemi. Certains sont absolument réfractaires; comme on l'observe dans d'autres maladies infectieuses, une première atteinte met généralement à l'abri d'atteintes ultérieures. Dans certains cas, il semble qu'il s'établit une sorte de tolérance, d'habitude pour le miasme, comme on le constate pour une foule d'agents toxiques. Enfin, soit par l'absorption d'une dose variable de miasme, soit par suite d'une tolérance ou d'une résistance plus grande du sujet, la fièvre, c'est-à-dire les accidents causés par le poison sur l'organisme, est très variable dans son intensité et dans sa gravité ; il y a des épidémies plus ou moins graves, et, dans une même épidémie, des cas très différents qui ont reçu, selon leur bénignité ou leur durée, le nom de fièvre muqueuse, fièvre continue ou de fébricule. En outre, avant et pendant l'épidémie, on observe des cas nombreux de troubles gastriques, d'accidents fébriles mal déterminés, parfois intermittents, accompagnés de douleurs névralgiques, qu'on attribue généralement à l'influence saisonnière prédisposante.

Après quelques jours d'incubation, c'est-à-dire de temps écoulé entre l'action de la cause et l'apparition des premiers accidents, les symptômes de la fièvre éclatent, souvent avec un caractère assez insidieux; mais déjà la maladie est déclarée et, dès lors, elle doit fatalement suivre son cours qui est, en moyenne, de trois semaines pour les cas d'intensité moyenne, sans compter la convalescence. On n'a pas trouvé le moyen de la *couper*, selon l'expression vulgaire. Sa marche est pour ainsi dire forcée, et on le comprend aisément, quand on sait que la conséquence anatomique de la maladie est la formation de lésions spéciales de l'intestin qui ont leur évolution aussi réglée qu'un épanchement sanguin ou une contusion avec mortification des tissus résultant d'un coup.

Aux médecins il appartient de connaître les symptômes, les différentes modalités, les complications et le traitement de la maladie. C'est un des sujets de pathologie des plus souvent traités, grâce aux cas nombreux observés dans les grands centres, et des plus intéressants aussi en raison des variétés presque infinies soumises à l'observation et des problèmes les plus élevés que soulève leur étude.

## II

## Moyens rationnels et pratiques de combattre l'épidémie.

Le point qu'il importe de présenter au public, c'est le moyen de prévenir et de combattre, autant que faire se peut, le développement de la fièvre typhoïde ; il est le premier intéressé, le premier et véritable agent d'exécution, lorsque le pouvoir administratif lui a fourni tous les moyens à mettre en œuvre.

Laissons donc de côté les causes prédisposantes et les cas sporadiques, ou isolés, de cause spontanée. Si on a bien saisi dans ce qu'elles ont d'essentiel, les hypothèses les plus plausibles sur les causes de la maladie ci-dessus énoncées, tout peut se résumer en deux termes : un *germe morbide* et un *terrain* où se développera ce germe avec plus ou moins de facilité.

Le *germe* est fourni par les déjections des malades.

Le *terrain*, ce sont les matières animales en putréfaction. Si le germe morbide tombe sur ce terrain trop bien préparé pour le recevoir par sa quantité, par les conditions de milieu et de température tiède et humide, il se développera en abondance et deviendra de plus en plus nocif.

Pour arrêter l'extension du mal, les deux indications à remplir sont donc : 1° détruire le germe ; 2° lui refuser le terrain nécessaire à sa prolifération.

Il y en a bien une autre, c'est de rendre l'individu prédisposé impropre au développement du ferment dans son organisme, en lui faisant absorber des *antiseptiques :* acide phénique, acide salycilique, salycilate de soude, etc., mais ces moyens sont encore douteux et soumis encore à l'étude, et ils seraient d'ailleurs insuffisants et applicables seulement à des cas particuliers. Ce qui est vraiment utile à cet égard, c'est de soutenir l'organisme par une hygiène mieux surveillée et par des toniques.

1° *Détruire le germe.* — Le malade sera placé dans les meilleures conditions d'aération possible : l'oxygène de l'air oxyde, c'est-à-dire brûle les matières organiques. Ventilez donc largement la chambre ; ne craignez pas le froid, des couvertures suffiront facilement à le combattre, sans compter qu'on a tort de trop couvrir les malades dont les médecins s'ingénient à abaisser la température fébrile. Chauffez à la cheminée et non au poêle ; supprimez les rideaux, changez fréquemment de lit ou au moins de vêtements et de draps, à plus forte raison s'ils sont souillés. Lotionnez plusieurs fois par jour la surface du corps avec de l'eau presque froide ou du vinaigre aromatique, ces lavages abaissent la température trop élevée et favorisent les fonctions de la peau. Faites gargariser ou nettoyez la bouche. Les linges seront jetés sur le champ dans de l'eau additionnée d'eau de Javelle (hypochlorite de soude). Dans les vases qui auront reçu les déjections, ajoutez immédiatement du chlorure de chaux ou autre préparation désinfectante, avant de les jeter dans les lieux. Répandez abondamment de l'eau phéniquée dans la chambre du malade et dans ses abords, ainsi que dans les cabinets d'aisances ; l'acide phénique impur jouit au plus haut degré de la pro-propriété antiseptique et on se le procure très facilement.

Le malade n'a besoin que d'une personne ou deux pour le soigner ; toute autre est importune et il vaut mieux ne rien livrer inutilement aux chances de la contagion. L'isolement est donc la règle, il faut faire évacuer l'appartement au plus grand nombre de personnes, surtout aux jeunes gens.

Par ces moyens, on peut espérer détruire les germes dans la plus large mesure au moment même de leur expulsion de l'organisme du malade.

2° *Supprimer ou du moins rendre infertile le terrain* où peuvent se développer et se condenser les miasmes.— Les lieux d'aisances seront tenus avec le plus grand soin; de l'eau y sera jetée en grande masse à la fois et à plusieurs reprises dans la journée. Les désinfectants de toutes sortes trouveront ensuite leur emploi: chlorure de chaux, sels de fer, de zinc, de plomb, etc., à verser en abondance. Bien entendu, tous les dépôts de détritus organiques seront enlevés et la propreté la plus minutieuse régnera dans tous les recoins de la maison et de ses dépendances.

Voilà ce qu'il y a de mieux à faire lorsque la fièvre typhoïde atteint un malade pour empêcher la constitution d'un foyer local, qu'on a appelé *épidémie de maison*, que nous observons si fréquemment à l'heure présente, et pour empêcher aussi le foyer de s'étendre aux habitations voisines en communication par les égouts.

L'Administration municipale a pour devoir de veiller à la désinfection des habitations. Elle est armée, à cet effet, par la loi des 16-24 août 1790, art. 3, 5°, et par la loi sur les logements insalubres, du 13 août 1850. Sans parler des secours médicaux et pharmaceutiques, d'objets de literie, du ressort du Bureau de bienfaisance, des distributions d'aliments par les fourneaux économiques, l'Administration doit aussi faciliter aux indigents l'emploi des désinfectants, en leur distribuant gratuitement les agents antiseptiques indispensables et en faisant sérieusement surveiller et diriger leurs applications. Dans certains cas, ces opérations pourraient être faites par des hommes salariés par la Ville. Ainsi que le conseillait une haute autorité, un moyen pratique consisterait à diriger, dans les latrines et dans les canaux désobstrués, un jet d'eau puissant, lancé par une pompe à incendie ou emprunté à une bouche d'eau de la Moselle.

Nous croyons inutile de nous étendre davantage sur ces moyens à mettre immédiatement en usage ; ils sont du ressort de l'autorité, qui saura les prescrire et les faire exécuter avec fermeté.

## III

### Moyens à opposer au développement d'épidémies ultérieures.

Reste maintenant à traiter un sujet tout aussi important, si ce n'est aussi immédiat: empêcher le développement d'épidémies ultérieures, c'est-à-dire indiquer le moyen préventif. Voilà le point sur lequel je désire m'étendre, parce que cette question est d'un intérêt extrêmement considérable à Nancy ; c'est la question d'hygiène municipale primordiale, et c'est ici que s'établiront les responsabilités.

Si c'est au moment du péril qu'on songe le plus sérieusement aux moyens de le conjurer dans l'avenir, si c'est pendant la paix qu'on prépare la guerre, c'est pendant les périodes de salubrité qu'on se préparera à la lutte contre une maladie infectieuse qui surviendra toujours quoiqu'on fasse, mais qu'on doit chercher à réduire à son minimum de nocivité. Souvenons-nous des belles résolutions prises lorsque, de nouveau, la quiétude règnera dans les esprits!

L'étranger admire la largeur de nos rues, l'étendue de nos places et de nos vastes promenades, l'eau courant dans les rues, nos nombreuses fontaines, modestes ou monumentales. Pourrait-il supposer qu'une ville, si splendide à l'aspect, cache dans ses profondeurs les plus intimes tant de choses immondes, semblable à une coquette qui néglige d'employer les ressources de son cabinet de toilette pour soigner la propreté de son corps?

Comment donc la fièvre typhoïde a-t-elle pu s'implanter dans nos murs, surtout depuis la guerre, si bien que la mortalité par cette cause y est plus élevée que dans la plupart des grandes villes de l'Europe, et que, dans le pays, on l'appelle, dit-on, la fièvre de Nancy? En voici, selon nous, l'explication bien simple et bien facile à vérifier.

Il y a un certain nombre d'années, on a généralisé à Nancy la suppression des fosses d'aisances et l'établissement de canaux particuliers déversant dans les égouts publics toutes les déjections des habitations. Cela pouvait être bien, car aujourd'hui que ces questions d'hygiène publique sont à l'ordre du jour, entre les deux systèmes en présence : fosses d'aisances closes et étanches ou *tout à l'égout*, il serait encore bien difficile de se prononcer. Mais ce ne pouvait être bien qu'à la *condition expresse* d'entraîner les matières ainsi déversées dans les canaux, par des masses considérables d'eau. On a commencé peut-être trop tôt à jeter les déjections dans un système d'égouts insuffisants ; mais bien vite on sentit la nécessité d'y amener aussi l'eau. Après quelques années de retard, causé par les graves événements de 1870-1871, la Municipalité l'a parfaitement compris et, avec elle, l'opinion publique; les contribuables n'ont pas hésité à applaudir aux millions dépensés, dans ces derniers temps, pour l'arrivée des eaux de la Moselle et pour la réfection et l'extension du réseau d'égouts.

Nous ne voulons pas dire que tout est déjà complet sous ce dernier rapport, qu'il ne reste pas encore çà et là quelques imperfections auxquelles il faudra remédier, mais ce qui était presque général est devenu exceptionnel. Il est certain que la vigilance la plus assidue est et restera toujours le devoir de l'Administration en fait d'hygiène publique.

Voilà plus de deux ans que les eaux coulent à flot dans nos rues et dans nos canaux : à ce point de vue, la ville de Nancy est une des mieux dotées de l'Europe entière (actuellement plus de 320 litres possibles par jour et par habitant), et cependant, contre toute attente, la fièvre typhoïde subsiste toujours et prend, par moments, le caractère d'une véritable endémie de quartier, frappant tantôt la Ville-Neuve, tantôt la Ville-Vieille.

Y a-t-il de quoi s'étonner ? — En aucune façon.

On n'a jamais prétendu qu'il suffisait de laver les égouts publics après, toutefois, avoir mis en état ceux dont l'entretien laissait à désirer. La Municipalité a toujours voulu que les eaux, prises par les propriétaires, fussent amenées aux sources mêmes des égouts, c'est-à-dire sur l'évier de la cuisine et dans la cuvette des lieux d'aisances ; car c'est là seulement qu'elles seront vraiment efficaces en entraînant les matières et en balayant les canaux privés. Pour traduire sa volonté de la façon la plus pratique, le Conseil municipal a abaissé le prix de vente de l'eau à un taux qui est de beaucoup inférieur à celui adopté dans les autres villes de France.

Pensez-vous qu'on a acheté cette eau ? Sur 8,000 maisons environ, il y a à peine 750 concessions. Le mal continue à persister tout entier. Les lieux d'aisances et les égouts particuliers restent exactement dans le même état qu'autrefois, et même dans un état plus fâcheux, car on ne les répare pas. Ajoutez à cela la densité plus grande de la population, des saisons défavorables, et on s'étonnerait que l'épidémie ne cesse pas !

Que chacun veuille bien observer autour de lui. Dans beaucoup de maisons des plus confortables, les lieux d'aisances exhalent une odeur appréciable qui se répand d'autant plus facilement qu'on a la mauvaise habitude de les installer au beau milieu de l'appartement et dans le point le moins aéré. Dans les demeures plus modestes, et surtout dans les habitations pauvres, c'est bien pis.

Il faut avoir le courage de se rendre compte de la vérité, et certes ce n'est pas d'un puits qu'on la verra sortir : un trou horrible, entouré de déjections de toutes sortes, laisse dégager les gaz les plus méphitiques dans un réduit dégoûtant d'humidité et se répandant dans une cour étroite, au sol fangeux, souvent rétrécie par des galeries surplombantes ou couverte par une hollandaise fermant toute issue supérieure. Voilà ce qu'on constate trop souvent.

Dans les cas où existent des égouts particuliers, la plupart du temps on les trouve dépourvus de siphons soit à la sortie de la maison, soit au pied de la colonne de chute ; dès lors, celle-ci sert de cheminée d'appel dans les appartements aux gaz méphitiques de toute la série des égouts, surtout lorsque la pression barométrique vient à baisser. Dans ces conditions, le canal est bien plus dangereux que la fosse d'aisances close. Si le siphon existe, soulevez le tampon ; vous le trouverez bien souvent engorgé et ne pouvant que servir d'obstacle au cours des matières qui parfois débordent à travers les fissures.

Ailleurs, la matière tassée, colmatée au fond de la cuvette, constitue une masse compacte parfaitement indifférente à la chute d'eau d'un orage passager, à plus forte raison aux quelques seaux que la ménagère y verse dans les occasions solennelles.

On se refuserait à croire que certains canaux particuliers continuent à se déverser dans des égouts abandonnés et remplacés par des égouts neufs, de telle sorte qu'ils sont privés totalement des eaux pluviales et courantes ; et pourtant cela n'est que trop exact. Quel milieu infect doit en résulter ?

Parlerons-nous du mauvais état des conduits, des fosses, voire même des puits perdus trop répandus encore dans certains quartiers, des infiltrations qui en résultent et qui vont contaminer les eaux de puits dont s'obstinent encore à boire beaucoup de personnes, malgré la grande publicité des travaux de M. le professeur Ritter ? Mais toutes ces choses sont des redites cent fois répétées, tout cela est acquis depuis longtemps ; on ne fait rien, et les causes d'extension de la fièvre continuent à subsister.

Est-ce la faute de l'Administration ? Après dix ans d'interpellations, la Municipalité a créé une Commission des logements insalubres, composée des hommes les plus dévoués et les plus compétents : elle est à peine connue du public. Un bureau d'hygiène a été installé à la Mairie et sert en quelque sorte de ministère de la santé publique urbaine.

Commission des logements insalubres, bureau d'hygiène, conférences, publications de toutes sortes, égouts, eaux de la Moselle, construits ou amenées à grands frais, à quoi servent toutes ces institutions, toutes ces dépenses, si les particuliers ne veulent pas comprendre que c'est à eux maintenant à les utiliser à leur profit immédiat ?

Après le nettoyage mécanique des siphons des lieux d'aisances, des canaux particuliers, après la réfection de ceux-ci, s'il en est besoin, l'eau amenée abondamment et par masses à la fois sur tous les points d'origine des égouts, éviers, cuvettes, des lieux, cabinets de toilette, entraînera toutes les déjections de l'habitation dans l'égout public. Celui-ci, convenablement entretenu, se chargera de débarrasser la ville de tous les immondices qui peuvent devenir le terrain favorable au germe morbide quel qu'il soit, aujourd'hui typhique, demain diphthérique, une autre fois choléra ou dysenterie. Qu'on veuille bien le remarquer, l'eau qui coule en quantité surabondante dans les caniveaux des rues serait bien mieux utilisée si une bonne partie tombait dans les canaux particuliers, qu'elle purifierait d'abord avant de laver ensuite l'égout commun où elle se rendra toujours en fin de compte. De cette façon, les foyers de maisons seront combattus directement et de la manière la plus utile pour chacun et pour tous.

Il y aurait encore à rappeler les conditions pourtant bien connues à observer dans les aménagements des cabinets d'aisances, selon qu'ils s'appliquent aux appartements ou aux maisons populeuses, sur la généralisation des appareils à soupape, sur les dispositions des colonnes de chute et des canaux, etc., mais nous en avons assez dit pour le but que nous nous proposons.

En résumé, et pour conclure, en dehors des influences générales météorologiques ou dépendant de l'agglomération de la population, la cause spéciale de la persistance de la fièvre typhoïde à Nancy est due à l'installation presque toujours déplorable des lieux d'aisances, et au système trop souvent défectueux des canaux particuliers mettant les appartements et les habitations en communication plus ou moins directe et permettant sans aucun obstacle le reflux des gaz méphitiques, quel que soit d'ailleurs le bon état des égouts publics. De telle sorte que si la fièvre survient sur un point, — et on ne peut se flatter de supprimer l'éclosion spontanée de la maladie, — les germes se développent avec la plus grande facilité et se transmettent en toute liberté, non seulement dans la maison habitée par le malade, mais encore dans les maisons voisines.

Ce fait établi, le remède en découle nécessairement, et nous pensons l'avoir clairement indiqué.

Quiconque voudra examiner les choses sérieusement partagera notre conclusion. La question en vaut la peine, et elle est aussi digne que bien d'autres qui passionnent l'opinion, de fixer l'attention de tous ceux qui portent intérêt au bien-être de la population et à l'avenir de la Cité.

Dans l'état de notre civilisation, nous sommes tous solidaires les uns des autres, aussi bien pour les choses de l'instruction et de la morale que pour celles de l'hygiène. L'ignorant peut être un malfaiteur social ; celui qui se laisse contaminer par les causes morbides infecte ses voisins, son quartier. Il est vrai qu'on poursuit en dommages et intérêts celui qui cause un préjudice, mais on respecte celui qui amène la maladie et quelquefois la mort par sa négligence. La loi est peut-être insuffisante, qu'on la modifie ! L'instruction obligatoire est bien, l'hygiène obligatoire ne saurait être mauvaise. Mais, en attendant, que les citoyens instruits sur ce qu'ils ont à se reprocher et à faire veulent bien s'approprier tous les moyens d'hygiène mis largement et depuis longtemps déjà à leur disposition.

9 janvier 1882.

Nancy. — Imp. Nancéienne, 1, rue de la Pépinière. — Dir.: GÉBHART.

www.ingramcontent.com/pod-product-compliance
Ingram Content Group UK Ltd.
Pitfield, Milton Keynes, MK11 3LW, UK
UKHW021152230726
13926UKWH00001B/64